VOMISSEMENTS INCOERCIBLES

DE LA

GROSSESSE

GUÉRIS PAR LES

CAUTÉRISATIONS DU COL UTÉRIN

PAR

LE DOCTEUR E. MAUNY

DE MORTAGNE-SUR-GIRONDE

A SAINTES
Chez O. Guiard, libraire,
Grand'Rue

A PARIS
Chez V. Masson, place de l'Ecole-de-Médecine.
Chez Asselin, place de l'Ecole-de-Médecine.

1869

VOMISSEMENTS INCOERCIBLES

DE LA GROSSESSE

GUÉRIS PAR

LES CAUTÉRISATIONS DU COL UTÉRIN

Dès 1863, aussitôt que j'eus obtenu la première guérison de vomissements incoercibles pendant la grossesse, à l'aide des cautérisations du col utérin, j'eus l'idée d'en publier l'observation, afin d'appeler l'attention du corps médical sur ce fait de clinique gynécologique. L'avantage que devaient en retirer les malheureuses femmes, si souvent vouées à une mort certaine dans ces circonstances extrêmes, et aussi la satisfaction qui devait en résulter pour le médecin, dont les douloureuses anxiétés ne sauraient être décrites, quand il se trouve, spectateur impuissant, en face d'un dénoûment qu'il sait fatalement mortel, me faisaient un devoir de cette publication. Je fus arrêté par cette pensée que l'on pourrait ne pas accorder à un fait isolé toute l'importance que me paraissait avoir celui-ci, et la crainte de compromettre sa valeur me porta à attendre que d'autres fussent venus le corroborer. Une autre considération, mais celle-là plus secondaire, vint prêter de la force à mes hésitations : ce fut la crainte de donner comme nouveau un moyen thérapeutique peut-être déjà connu. Bien que, dans ma mémoire, pas plus que dans ma bibliothèque, je ne trouvasse aucune trace du traitement en question, ces deux sources me paraissaient trop incomplètes pour m'en rapporter à elles seules; je voulus faire des recherches plus étendues.

J'en étais à ce point de mes réflexions, quand une circonstance, tout à fait heureuse pour moi dans l'occurrence, vint abréger singulièrement mes investigations bibliographiques. A la fin de mars 1866, un mémoire, lu devant la société médicale des hôpitaux par le docteur Bourdon, son président d'alors, sur les vomissements incoercibles de la grossesse, souleva une discussion à laquelle prirent part un grand nombre de membres de la savante société. Parmi les moyens proposés, il fut reconnu qu'aucun n'offrait d'avantages tant soit peu certains, si bien que les conclusions furent à peu près celles-ci : qu'il fallait provoquer l'avortement. C'étaient celles du docteur Bourdon dans son mémoire, et le point capital de la discussion fut d'établir à quelle époque il était plus opportun de décider cette opération. Des cautérisations pratiquées sur le col utérin, il ne fut nullement question; d'où je conclus assez naturellement qu'elles n'étaient pas connues de mes éminents confrères. Je dois dire tout de suite que leur érudition à tous me porta à penser immédiatement qu'elles n'étaient pas connues dans la science. Cependant, je ne voulus pas m'en tenir à cette façon si aisée de m'éviter une difficulté, et je me mis en mesure de faire des recherches plus complètes.

Les auteurs anciens que j'ai pu consulter parlent à peine des vomissements de la grossesse; la plupart, les considérant même comme une complication sans gravité, s'étendent peu sur leur traitement. Delamotte, dans son traité des accouchements, est un des premiers qui leur consacrent quelques développements; les purgatifs et surtout la saignée sont ses principaux moyens d'actions. Capuron insiste surtout sur la saignée. Enfin, « il faut arriver à notre époque tout à fait

» contemporaine pour trouver les vomissements incoercibles » rangés parmi les accidents les plus redoutables de la gros- » sesse, et comme tels étudiés avec toute l'importance qu'ils » méritent. » (1) Cette phrase, qui est extraite d'une thèse pour le concours de l'agrégation de M. le docteur Guéniot, donne une idée tout à fait exacte de la question. La longue et savante revue historique que fait cet auteur sur ce sujet m'est ici d'un grand secours. Ne découvrant dans cette étude l'emploi de la cautérisation du col utérin chez aucun des auteurs passés en revue, je suis confirmé dans cette idée que ce mode de traitement était inconnu jusqu'à ce jour.

Des cinq observations que je produis à l'appui de ce mémoire, quatre me sont personnelles ; la cinquième et la dernière, par date, est due à mon très distingué confrère Brard père, de Jonzac. J'ai cru, pour ce motif, devoir la placer en dehors du corps du mémoire. La lecture que je fis, à la société médicale de Jonzac, de mes observations, décida cet habile praticien à user de ce mode de traitement, la première fois que des vomissements incoercibles se présentèrent à lui. On voit quel résultat il en obtint.

J'aurais désiré présenter un plus grand nombre de cas de vomissements incoercibles par les cautérisations du col, mais chacun sait que ces accidents sont fort heureusement assez rares dans la pratique médicale. Il m'aurait fallu attendre de longues années avant d'en réunir un certain nombre dans ma pratique personnelle, et l'intérêt de l'humanité et même celui de la science me commandent de ne pas tenir caché plus longtemps un moyen curatif appelé à sauver l'existence d'un grand nombre de mères.

On trouvera peut-être des longueurs dans mes observations. J'ai préféré les donner telles qu'elles résultent de mes notes

(1) A. Guéniot. — *Des vomissements incoercibles pendant la grossesse.* A. Delahaye — 1863 — page 14.

journalières, afin que le lecteur assiste mieux à la succession des diverses phases du traitement et, par là, puisse mieux juger la sincérité des faits que je relate.

Les sujets de mes observations sont encore tous vivants et peuvent par conséquent témoigner. J'ajoute que, depuis le premier cas, qui date de mars 1863, ce sont les seuls qui se soient présentés dans ma clientèle. Je puis donc dire que toujours, depuis que je l'ai employé, ce moyen m'a réussi ; il a produit encore le même résultat heureux, la seule fois qu'il ait été mis à l'épreuve par d'autres, témoin l'observation du docteur Brard.

Observation I. — *Mars* 1863. — La femme F..., née B..., de Mortagne, âgée de vingt-huit ans, d'un tempérament lymphatique, d'une assez bonne santé ordinaire, me fait appeler le 19 mars 1863. Elle se dit enceinte de deux mois et demi ; c'est sa deuxième grossesse. L'examen de la malade me porte à penser qu'elle est enceinte en effet. A sa première grossesse, elle a eu beaucoup de vomissements qui l'ont considérablement fatiguée, mais sans lui avoir interdit de vaquer aux soins de son ménage. Depuis ses premières couches, elle a souvent éprouvé des douleurs dans les régions hypogastrique et sacrée, causées par une antéversion et des ulcérations du col utérin. Un pessaire porté quelque temps et des cautérisations avaient amené une amélioration satisfaisante.

Redevenue enceinte, dès le début de sa grossesse, elle a souffert de violentes coliques, de ses douleurs dans le bas des reins et de fréquents vomissements. Depuis un mois, les vomissements se sont montrés plus fréquents et plus douloureux, et aujourd'hui toute nourriture, même le bouillon, est rejetée. Voilà huit jours que la malade ne peut abandonner le lit. Le pouls est irrégulier, fréquent et très déprimé ; le facies exprime un abattement prononcé et la décoloration des lèvres et des muqueuses fait juger la position très grave. Après chaque crise de vomissement et immédiatement après, la malade se plaint d'étouffer, elle accuse une pression violente sur l'épigastre, qui augmente quand les efforts de vomissements sont trop longtemps à venir, si bien qu'alors elle boit quelques gorgées pour se faire vomir et se débarrasser, pour un instant, du poids douloureux qui l'accable. Des lipothymies succèdent aux vomissements les plus violents, le sommeil est impossible. L'abdomen, qui a conservé sa souplesse normale, est très douloureux au toucher, et l'hypéresthésie dans toute cette région est telle, que le poids des couvertures ne peut être supporté. Je prescris des pilules d'extrait gommeux d'opium, une toutes les heures et des fomentations laudanisées sur l'épigastre.

20. — L'état est le même; les pilules n'ont pu être conservées; j'ajoute des lavements laudanisés.

21. — La nuit suivante a été plus calme; mais le lendemain, sans que les moyens sus-indiqués aient été suspendus, les crises redoublent et la malade vomit encore à chaque instant, de trente à quarante fois par jour, toujours un peu moins la nuit. Continuation du laudanum en lavements, applications sur l'épigastre d'un vésicatoire pansé au chlorhydrate de morphine. Calme momentané.

22. — Avec le jour les vomissements redoublent d'intensité; les forces s'abaissent visiblement; j'éprouve des craintes très vives. Continuation de la morphine sur le derme dénudé; une potion opiacée, que j'avais substitué la veille aux lavements laudanisés, ne peut plus être supportée, bien qu'elle soit administrée par petites cuillérées à café. La nuit, qui depuis le début est toujours plus calme, ne l'est plus assez pour permettre à la malade de prendre un peu de sommeil ni de conserver de bouillon, quelle qu'en soit la quantité.

23. — Le jour apparaît avec des symptômes plus alarmants que la veille, la malade n'a plus de forces actives, les mouvements sont à peu près impossibles, les lipothymies suivies quelquefois de syncopes se rapprochent de plus en plus, les douleurs et les plaintes qui les accompagnaient ont presque complètement cessé, le pouls se compte très difficilement, la prostration ne peut être plus grande. La famille est dans la désolation, et moi-même je considère la malade comme perdue.

Depuis deux jours, me rappelant les antécédents de la patiente, j'avais l'idée de cautériser le col de l'utérus, pensant que là je pourrais trouver la cause des accidents qui se déroulaient devant moi avec tant d'opiniâtreté; la crainte de provoquer l'avortement m'avait retenu. En face maintenant d'une terminaison fatale inévitable, je n'hésitai plus.

23. — L'inspection au speculum me découvre le col légèrement tuméfié, présentant à sa lèvre postérieure une ulcération très superficielle, plutôt une érosion avec rougeur granulée : il y a en même temps légère vaginite. Je cautérise très légèrement au nitrate d'argent de crainte d'accidents, et j'appose sur le col un tampon de coton cardé imprégné de pommade belladonée. Des douleurs très aiguës dans tout l'abdomen suivent immédiatement cette première cautérisation ; elles me paraissent devoir être attribuées à la vaginite autant qu'à l'inflammation du col et de sa cavité cervicale.

24. — Un changement très notable est obtenu : les vomissements ont diminué des *trois quarts*, me dit la malade. — Malgré cette amélioration si rapide qui me surprit, je dois le dire, ne sachant pas encore d'une manière bien certaine si je devais l'attribuer tout entière à cette première et légère cautérisation, je fais continuer le pansement du vésicatoire avec la pommade de morphine.

25. — Les douleurs qui suivent la miction s'accusent d'avantage, je fais faire des injections au sous-acétate de plomb ; les vomissements se continuent, comme la veille considérablement diminués.

26. — Encouragé par le peu d'accidents survenus et par un si beau résultat, que je ne pouvais, en raison de la rapidité avec laquelle il s'était produit, attribuer à la belladone, malgré le succès obtenu une fois dans un cas semblable par Cazeaux, je revins à la cautérisation. L'ulcération semble avoir diminué d'étendue et cette fois la cautérisation n'est pas suivie de douleurs aussi vives ; la vaginite a cédé.

27. — La jeune femme, dont la physionomie s'est déjà transformée d'une façon surprenante, eu égard au peu de temps écoulé depuis la diminution des vomissements, m'annonce qu'ils ont à peu près disparu. A dater de ce moment, le mieux s'accentue à ce point, que six jours après cette dernière cautérisation, la malade peut demeurer quelques instants devant sa maison, respirer l'air du printemps.

Le 11 avril, je suis rappelé. Les vomissements depuis deux jours sont revenus avec leur intensité et leurs fréquences premières, accompagnés des phénomènes nerveux du début, dyspnée, tendant aux lipothymies, etc. Cautérisation légère au nitrate d'argent de deux ulcérations à la lèvre postérieure du col. Dès le soir, mieux sensible qui se continue le lendemain.

13. — Réapparition des vomissements ; il s'est développé une nouvelle érosion sur la lèvre postérieure du col qui est plus tuméfié et violacé. Cautérisation un peu plus forte.

Disparition complète des vomissements jusqu'au 21 où il s'en produit un seul, puis trois le jours suivant, dont un très douloureux avec dyspnée. L'examen découvre une seule ulcération.

22. — Nouvelle cautérisation qui est suivie de la disparition définitive des accidents.

A partir de ce jour, la grossesse prit une marche des plus heureuses, que rien ne vint contrarier. Vers le neuvième mois, des douleurs lombaires se firent sentir avec une telle force, que la malade crut à un accouchement prochain. Cependant elles se calmèrent sous l'influence des lavements laudanisés. L'accouchement se fit à terme et le travail, qui fut pénible, eut une durée de sept heures. Une fille bien développée en fut le résultat heureux.

Observation II. — *Mars* 1866. — La femme Ch....., de la commune de Boutenac, âgée de vingt-quatre ans, d'un tempérament très lymphatique, d'une faible constitution, compte des phthisiques dans sa famille et se trouve atteinte elle-même d'une phthisie pulmonaire au deuxième degré. Je venais, après une amélioration assez sensible, de cesser les soins que je lui donnais pour cette affection, lorsque le 4 mars elle me fit appeler de nouveau. Voici ce que je constatai : la maladie du poumon paraissant toujours en voie d'amélioration, le pouls est fréquent et élevé (92), la peau chaude et sèche, la langue rouge sur ses bords et à sa pointe, mais humide. La muqueuse buccale, sans en excepter celle des gencives, participe à cette irritation; céphalalgie intense. La douleur principale siége au creux de l'estomac et la malade y accuse tantôt une sensation de forte chaleur, tantôt celle d'une pesanteur portant à l'anéantissement allant jusqu'aux lipothymies. Ces douleurs augmentent toujours après l'ingestion du bouillon, qui depuis plusieurs jours constitue la seule nourriture, et encore n'est-il presque jamais conservé. La douleur alors éprouvée est telle, que la malade, pour la faire cesser, désire vomir, malgré les vives douleurs que lui causent les vomissements eux-mêmes. Ces efforts de vomissements, qui s'étaient souvent montrés depuis deux mois, sont très fréquents aujourd'hui et se reproduisent à chaque fois que la moindre nourriture est ingérée. Leur début a suivi de près la suppression des menstrues, datant aujourd'hui de deux mois et demi. Dans tout le bas de l'abdomen, mais plus particulièrement dans la fosse iliaque gauche et au-dessus des pubis, se fait sentir une douleur continue, s'exaspérant à la pression. Il y a léger empâtement dans cette région, constipation prononcée; le sommeil pénible est de très courte durée, le plus souvent nul.

Ayant dans les environs un certain nombre de fièvres continues à prédominance de symptômes gastro-intestinaux, dites fièvres muqueuses, et la suppression des menstrues pouvant s'expliquer par l'affaiblissement dû à l'affection tuberculeuse (je dois avouer mon erreur de diagnostic) je dirigeai le traitement en vue de combattre la fièvre continue. — Sulfate de soude à prendre à doses fractionnées, après potion de Rivière et quinquina.

8. — Les sympthômes gastro-intestinaux ne se sont pas amendés, ceux de la région pelvienne s'étant accusés davantage, il devient facile de reconnaître que ceux-ci priment les autres qui ne sont que secondaires et sympathiques. Je prescris un vésicatoire sur la fosse iliaque gauche, des pilules d'opium pour arrêter les vomissements dont l'opiniâtreté va toujours s'aggravant.

Les forces diminuent chaque jour ; la face considérablement amaigrie est continuellement crispée; les lipothymies, souvent suivies de syncopes, annoncent un état de prostration qu'il est difficile de méconnaître. Dans ces circonstances, je songeai aux cautérisations qui m'avaient si bien servi dans le fait précédent, pensant trouver sur le col quelque ulcération, engorgement ou autre lésion que la santé et le tempérament de ma malade me portaient à soupçonner ; mais, la fièvre continuant toujours, l'état de subacuité dans lequel se trouvait cette jeune malade me semblait une contre-indication que je n'osais enfreindre. D'ailleurs, le vésicatoire prescrit ayant été refusé, je demandai une consultation.

Le docteur Chapparre, de Saint-Fort, fut appelé. Se rappelant la communication que je lui avais faite de ma première cautérisation appliquée avec tant de succès sur le col utérin dans un cas de vomissements incoercibles, il fut le premier à m'engager à la tenter chez notre malade. Seulement la fièvre et les symptômes de subacuité persistant, il fut arrêté qu'une application de six sangsues serait faite sur la fosse iliaque gauche. Les garde-malades ne surent pas arrêter l'écoulement du sang, qui dura une partie de la nuit, et la jeune femme eut plusieurs syncopes suivies d'un anéantissement prolongé fort inquiétant, à la fin duquel des crises nerveuses se manifestèrent. Une potion au chloroforme fut administrée (précédemment divers antispasmodiques avaient échoué, valériane, belladone, etc.) et la constipation fut combattue par l'huile de ricin en lavements. Le calme revint insensiblement, la saignée locale, abondante relativement aux forces de la malade, produisit un effet favorable sur l'état inflammatoire de la région pelvienne, et je pus me décider à recourir à la cautérisation. Jusque-là, les vomissements ont toujours continué, s'aggravant chaque jour par leur fréquence et leur violence, à ce point que, depuis le 7, la malade n'a pu garder une seule cuillérée de bouillon, toute autre nourriture n'étant même plus essayée. La position de la jeune femme est devenue on ne peut plus alarmante ; elle paraît telle à la famille, que le mari, dans son langage expressif et pittoresque, me dit le 21 : « Monsieur, il » vaut mieux perdre un pain que la fournée ; si vous ne pouvez » sauver la mère sans cela, il faut la faire avorter. » Je lui répondis que l'idée m'en était venue déjà, mais qu'elle devrait être laissée de côté tant qu'il était possible de tenter d'autres moyens, et que j'allais en essayer un dernier m'inspirant quelque confiance, que la crainte de provoquer l'avortement m'avait fait ajourner jusque-là.

23. — Le 23, je pratique avec modération la première cautérisation au nitrate d'argent. Le col tuméfié remplit l'aire d'un speculum trivalves grand ouvert ; il présente une large ulcération recouvrant tout son sommet et pénétrant dans sa cavité. Cette ulcération superficielle est finement granulée, sa cautérisation ne fait épouver aucune douleur à la malade.

25. — Il n'y a eu, depuis le 23, *qu'un seul vomissement*. Aucune douleur ne s'est montrée comme conséquence de la cautérisation et

la diminution des symptômes inflammatoires, qui a suivi l'application des sangsues, s'est continuée sans interruption.

26. — En présence du docteur Chaparre, je cautérise plus énergiquement que la première fois, et je constate une diminution sensible dans le volume du col, l'ulcération étant aussi étendue, mais ayant perdu de son aspect granulé. Comme la première, cette cautérisation est sans douleur, et dans le moment même de son application et dans les heures qui suivirent. A partir de ce jour, 26, aucun vomissement n'est reparu, et la malade, considérablement affaiblie, se trouve si heureuse du calme qui lui est procuré, qu'elle nous adresse des reproches de n'avoir pas usé plus tôt de ce moyen de guérison. Les douleurs de la région iliaque tendent manifestement à disparaître; quelques laxatifs sont seuls employés pour combattre la constipation qui persiste toutes les fois qu'on néglige de l'attaquer.

31. — Le nitrate d'argent ne m'ayant pas paru agir assez énergiquement sur l'ulcération, je fais, le 31, une cautérisation à l'acide azotique pur, prenant la précaution d'introduire préalablement un tampon de coton cardé, afin d'empêcher l'écoulement du caustique sur les parois vaginales. Cette cautérisation ne fit pas ressentir plus de douleurs que celles au nitrate d'argent. Je revins à quatre fois différentes à cette cautérisation jusqu'au 19 avril. A cette date, l'ulcération a diminué de moitié d'étendue, sa coloration est rosée, sa surface ne présente plus aucune granulation; le col a repris le volume qu'il doit avoir à peu près à l'état normal : je suspens les cautérisations, jugeant l'état morbide du col suffisamment modifié pour que la guérison complète de la lésion locale arrive maintenant par les seules forces de l'organisme. La malade, d'ailleurs, ne ressent plus aucune douleur, et, malgré que ses forces ne lui permettent que très peu de mouvements, elle se lève tous les jours. Je la mets à l'usage du vin de quinquina et des pilules de Gille.

Le 26 septembre, elle accoucha heureusement d'une fille pleine de vie que, malgré mes défenses réitérées, elle persiste à allaiter.

Observation III. — *Juin* 1866. — La femme J......, de Maubert, commune de Saint-Fort, âgée de trente-six ans, d'un tempérament lymphatique sanguin, d'une bonne santé ordinaire, a eu quatre enfants.

Depuis ses dernières couches, qui datent de dix-sept mois, elle a toujours souffert du bas-ventre. Il y a un mois qu'elle a sevré son enfant, se croyant enceinte par suite de la suppression des menstrues qui fluent habituellement malgré son état de nourrice. Le jour où je la vois la première fois, le 30 juin, elle se plaint de vomissements fréquents, dix par jour environ, qui ne lui permettent de rien prendre que son bouillon en très petite quantité, lequel n'est jamais gardé plus d'une demi-heure. Le palper abdominal et le toucher me firent reconnaître une grossesse au troisième mois. N'ayant pas de speculum sur moi, sans cela j'aurais pratiqué immédiatement la cautérisation du col utérin, je prescrivis des pilules d'opium et laissai entre mes deux visites un intervalle assez long pour permettre au médicament d'agir.

Juillet 6. — Pas d'amendement. Le col utérin est considérablement tuméfié, sa lèvre antérieure est recouverte, dans tout son développement, d'une ulcération superficielle. Cautérisation au nitrate d'argent.

10. — L'état est le même, les vomissements persistent toujours avec la même intensité, faisant éprouver un malaise général très prononcé et laissant à l'épigastre une constriction pénible. Cautérisation à l'acide azotique, suivie du même insuccès que la précédente.

Me reportant à mes deux premiers cas observés, où les premières cautérisations avaient procuré une si prompte cessation des vomissements, je demeurai, il faut l'avouer, déconcerté devant ces deux tentatives infructueuses. Néanmoins, pensant toujours avoir sous la main la cause des vomissements et de tous les désordres qui les accompagnent, je résolus d'avoir recours à la cautérisation actuelle, malgré les appréhensions que me causait l'emploi d'un tel moyen dans l'état gravide.

13. — Je pratiquai donc cette cautérisation très légèrement. La malade éprouva une forte sensation de brûlure, bien que je n'eusse pas négligé de laisser peu de temps le fer rouge dans le speculum. Cette sensation disparut peu de temps après l'aspersion d'eau froide et la malade n'éprouva pas d'autres accidents.

17. — La malade m'a dit avoir éprouvé une légère amélioration. Les vomissements aussi fréquents sont moins douloureux et quelquefois permettent au bouillon d'être conservé. Cautérisation plus légère que la précédente, l'amélioration obtenue et la douleur ressentie la première fois m'imposant l'obligation d'user modérément d'un moyen que je regardais comme dangereux.

21. — Les vomissements sont redevenus aussi fréquents et aussi douloureux que jamais, le bouillon n'est plus conservé cinq minutes. La malade se désespère, le sommeil est tout à fait nul, la face est crispée, la prostration se manifeste; l'état général qui, jusque-là, n'avait présenté qu'une anémie très prononcée, s'aggrave évidemment.

Je ne perdis pas tout espoir cependant, surtout en songeant que cette recrudescence pouvait bien tenir à l'insuffisance de la dernière cautérisation. Cette pensée me décida à agir avec la même énergie que si la malade n'eût pas été enceinte. Le spéculum me découvrant une tuméfaction, ou pour mieux dire une hypertrophie tout aussi considérable qu'avant la première cautérisation, je cautérisai cette fois profondément, de façon à pénétrer une partie de ces tissus hypertrophiés sur lesquels siégeait l'ulcération. Après avoir passé le cautère aplati sur les parties les plus saillantes de l'engorgement ulcéré, j'introduisis la pointe mousse d'un fer en olive dans la cavité même du col, tout en évitant, avec le plus grand soin, de pénétrer jusqu'à l'orifice interne et j'apposai sur la surface cautérisée un tampon de coton cardé imbibé d'eau froide, que la malade devait retirer le soir même à l'aide d'un fil auquel il était fixé. La douleur qui suivit ne fut ni de plus longue durée ni plus forte que celle produite par les cautérisations plus légères; il n'y eut aucun accident consécutif.

26. — Mieux très sensible; les vomissements sont beaucoup plus rares; ils ne se produisent plus qu'une ou deux fois par jour et le bouillon n'est plus rendu, le sommeil est possible. Le col, toujours tuméfié, n'est pas encore dépouillé de ses eschares. Cautérisation moins profonde que la précédente, mais néanmoins assez forte.

Août 1er. — Les vomissements peuvent être considérés comme arrêtés; les trois jours seulement qui suivirent la dernière cautérisation, il s'en est reproduit un chaque jour. Depuis il n'y en a pas eu un seul, la nourriture la plus substantielle est conservée et prise même avec plaisir. L'engorgement persiste toujours, mais moins prononcé; l'ulcération a fait place à une plaie qui me paraît devoir guérir d'elle-même. Cautérisation actuelle plus légère.

8. — Le mieux est bien définitif, pas un vomissement n'est survenu depuis huit jours. L'alimentation se fait parfaitement et les forces reviennent de jour en jour. L'ulcération a complètement disparu ne laissant à sa place qu'une rougeur plus prononcée de la muqueuse; la tuméfaction de la lèvre antérieure a perdu de son volume, elle persiste toujours cependant. La malade est mise à l'usage des ferrugineux et des toniques.

La fin de la grossesse s'est écoulée sans encombres, et la jeune femme accoucha heureusement le 21 janvier d'un garçon qu'elle nourrit elle-même.

Observation IV. — *Mai* 1868. — Madame Ev..., de Mortagne, âgée de vingt-trois ans, d'un tempérament lymphatique, mais d'une excellente santé habituelle, a eu une grossesse antérieure heureusement terminée, pendant le cours de laquelle elle a à peu près constamment vomi une fois par jour. Elle se croit enceinte aujourd'hui pour la deuxième fois; ses règles qui ont paru le 25 février ne sont pas revenues depuis. Le 8 avril, elle se plaint à moi de vomir chaque matin une fois seulement, mais tout le reste de la journée l'estomac est mal disposé, l'appétit ne revient pas, la langue est sèche, pas de traces de saburres. Pilules opiacées.

14. — Le 14 mai, je suis rappelé; les vomissements ont continué sans être beaucoup plus fréquents, un ou deux par jour, mais maintenant des nausées se font sentir tout le jour. Il y a un ptyalisme abondant, aucune nourriture n'est acceptée avec plaisir par la malade qui se sent abattue et souffre continuellement d'un malaise général. Le speculum me découvre un col tuméfié, violacé comme variqueux et recouvert d'une large ulcération entourant son ouverture externe et pénétrant dans la cavité cervicale. Cautérisation au nitrate d'argent.

Le 15 et le 16, pas de vomissements, qui se reproduisaient invariablement chaque matin. L'estomac a été mieux disposé et le malaise général bien atténué. Cautérisation au nitrate d'argent.

Le 17 et le 19, un vomissement sans que la salivation abondante ait reparu.

Le 18 et le 20, il n'y en a pas. Ce dernier jour, 20, cautérisation à l'acide azotique. L'aspect du col s'est modifié avantageusement, il est moins violacé et l'écoulement moins abondant.

23. — Les vomissements ayant reparu, quoique moins intenses et suivis de moins de malaise que dans le principe, je fais une cautérisation au fer rouge superficielle.

Le 23 au soir, il s'est produit un vomissement, point le 24 ni le 25.

26. — Le 26, il reparaît sans malaise. Cautérisation actuelle plus intense.

Les 26, 27, 28 et 29, pas de vomissements.

30. — Le 30, réapparition. Cautérisation actuelle plus forte avec introduction de fer rouge dans la cavité du museau de tanche où l'ulcération a conservé son aspect des premiers jours, tandis que le sommet du col est en voie de guérison.

Juin 3. — L'appétit s'est développé, les forces se relèvent malgré qu'il y ait eu encore un vomissement depuis le 30 mai. Cautérisation portant seulement dans la cavité du col, le reste de l'ulcération étant à peu près cicatrisé.

8. — Amélioration complète, encore un vomissement dans les cinq jours écoulés; l'appétit est excellent, la jeune dame a repris son train de vie ordinaire. Cautérisation de la cavité du col.

15. — Plus aucun vomissement, l'estomac fonctionne parfaitement, le teint de la jeune mère montre combien le résultat obtenu est satisfaisant et je suspens toute inspection.

Décembre 9. — La jeune dame vient d'accoucher d'un garçon superbe.

Ces quatre faits me paraissent avoir assez d'importance pour demander quelques considérations analytiques propres à faire ressortir leurs caractères communs ou les différences qui distinguent chacun d'eux.

Le seul symptôme commun, observé chez mes quatre

malades, consiste dans ces lésions de nutrition, engorgement, ulcérations trouvées sur le col utérin. Ai-je besoin d'ajouter que c'est aussi là le point capital, celui qui domine dans mes quatre observations par son importance, et qui, par la nouveauté de son aperçu, en tant qu'il est relié aux vomissements incoercibles de la grossesse, doit fournir les indications rationnelles et capables, mes observations le prouvent, d'arrêter les vomissements rebelles dont il serait cause dans le plus grand nombre des cas? Je parle ici dubitativement à un point de vue général, mais il ressort bien des quatre faits que je produis, qu'il était la seule cause des accidents observés. (1)

Mais si l'importance que j'attache à ce symptôme, commun aux faits que je relate, est capitale au point de vue étiologique, les différences qui les séparent ne me semblent pas moins faire ressortir la valeur du moyen thérapeutique employé.

Dans les deux premiers cas, la guérison a été frappante par la rapidité, l'instantanéité avec laquelle elle a été obtenue. Dans les deux derniers au contraire, dans le troisième surtout, elle m'a fait éprouver une résistance dont je me loue aujourd'hui, parce qu'elle m'a procuré l'occasion de difficultés que je suis heureux d'avoir persisté à vaincre. Et c'est ici surtout que la facilité avec laquelle a été supporté par l'utérus l'emploi du cautère actuel a fourni un exemple précieux de la tolérance de la matrice pour les violences exercées sur son col pendant la grossesse. Mais c'est là un point que je ne veux que signaler en passant, me réservant de l'examiner avec plus de soin dans la suite.

Chez ma première et mes deux dernières malades, j'ai eu affaire à un engorgement du col utérin avec ulcération, et

(1) J'ai trouvé depuis que Benett avait presque toujours constaté les ulcérations du col dans les vomissements incoercibles.

BENETT. — *Traité de l'influence de l'utérus*, trad. ARAN, 185 l'influence de la cautérisation s'est fait sentir bien inégalement dans ces trois cas. Chez la première, en effet, dont la position était complètement désespérée, la disparition des vomissements a été instantanée, car, s'ils ont reparu à plusieurs reprises, et cela est dû à la timidité avec laquelle j'usai de la médication, ils n'en ont pas moins cessé à chaque nouvelle application du caustique. Chez les deux dernières, au contraire, dont l'état était bien moins alarmant, bien que grave et inquiétant chez la troisième, les vomissements ont résisté beaucoup plus longtemps aux mêmes cautérisations d'abord, et à de bien plus énergiques ensuite.

S'il me fallait donner la raison de cette différence d'action des cautérisations, je ne saurais la trouver ailleurs que dans la diversité même des lésions qu'elles avaient à combattre. En effet, dans le premier cas, si j'avais trouvé un engorgement du col, il n'y avait qu'une ulcération très superficielle, qu'une simple érosion. Dans les deux autres, l'engorgement lui-même était différent, il était fongueux; chez ma quatrième malade, il était *comme variqueux,* puis les ulcérations étaient plus étendues et surtout elles pénétraient dans la cavité cervicale. Cette dernière particularité, la pénétration dans la cavité du col de la lésion qui cause l'état pathologique, me paraît surtout devoir être signalée. Je le répète, il me serait impossible de trouver d'autres explications de la différence si tranchée qui a marqué l'action des cautérisations dans ces trois cas.

Ma deuxième observation se distingue complètement des trois autres, en ce que la malade qui en est le sujet a eu une métro-péritonite ou mieux pelvi-péritonite subaiguë. Dans ce fait, bien que je sois loin de nier l'heureuse influence de l'abondante saignée locale sur l'état inflammatoire, je dois cependant faire remarquer que la douleur de la fosse iliaque gauche n'avait pas entièrement disparu et que les vomissements persistaient avec tout autant d'opiniâtreté que précédemment. Eh bien, ici comme chez la première malade, la cessation des vomissements suivit immédiatement la première cautérisation du col ulcéré et engorgé, et le rétablissement des fonctions digestives ne tarda pas à se montrer comme conséquence du calme obtenu.

Eu égard à la gravité de la position de mes quatre malades, j'ai la conviction que les deux premières étaient vouées à une mort certaine et très prochaine, si je n'avais pu, dans un très bref délai, arrêter leurs vomissements. Toutes les deux étaient dans un état de prostration qui ne leur permettait plus le moindre mouvement, sans les exposer aux syncopes. La première était arrivée dans cette troisième période décrite par le professeur P. Dubois, à laquelle il ne manquait que le coma pour être complète; et la seconde se trouvait à la fin de la deuxième de ces deux périodes reconnues par le célèbre maître comme presque fatalement mortelles. Dans la troisième observation, bien que l'état de la malade fût grave, il présentait un danger moins imminent, et le terme fatal, s'il avait dû arriver, était plus éloigné; par conséquent, il n'est pas absolument impossible que la guérison eût pu s'obtenir, soit par les efforts de la nature, qui pouvait résister encore, soit par la cessation brusque des vomissements, comme cela est arrivé quelquefois. La marche ascendante et non-interrompue des accidents ne me porte pas à admettre cette hypothèse, et je suis loin de penser qu'il dût en être ainsi. J'ai cru cependant devoir établir ces réserves, afin de ne rien outrer et de montrer l'état de ma malade dans toute sa sincérité. La malade qui fait le sujet de ma quatrième observation n'était pas en danger de mort. La gravité de son état ne venait que de ce fait, que l'anorexie à peu près complète, qui existait, faisait diminuer chaque jour ses forces, sans lui permettre de les reconstituer.

Abandonnant maintenant l'analyse de ces quatre observations, je crois devoir les considérer dans leur ensemble et je pense que ce coup-d'œil synthétique me permettra d'en déduire les indications du traitement que je préconise.

Bien que quatre faits, même observés avec soin, ne soient pas suffisants pour établir un traitement d'une manière définitive, les circonstances de ceux que je présente me paraissent cependant montrer, d'une façon toute particulière, un rapport direct de causalité entre le résultat obtenu et le moyen thérapeutique employé. Et sans vouloir affirmer dès aujourd'hui, avant de l'avoir mis un plus grand nombre de fois à l'épreuve, que ce mode de traitement réussira infailliblement dans tous les cas de vomissements incoercibles de la grossesse, je me crois autorisé à penser, en considérant les différences qui ressortent des observations que je produis, qu'il réussira le plus souvent, toutes les fois qu'il ne sera pas tenté contre des cas désespérés. Et encore mes deux premières observations montrent-elles tout ce qu'il peut dans ces cas extrêmes. En établissant ces réserves, que je crois nécessaires en songeant à certains faits relatés dans la science, tels que ceux où des collections purulentes furent trouvées entre les membranes de l'œuf et la surface interne de l'utérus, les déviations ou les fluxions, l'enclavement dans le petit bassin par des tumeurs solides, fibrômes ou autres, ou bien ces métrites suraiguës ou gangreneuses, je me mets en opposition avec la confiance qu'il m'inspire et les résultats qu'il m'a donnés, puisque depuis ma première observation je ne l'ai pas mis une seule fois en vain à l'épreuve.

Même dans certains de ces cas que je suppose devoir lui faire échec, serait-il donc tout-à-fait impossible qu'il procurât un résultat favorable? Ne peut-on pas penser, par exemple, que ces abcès ou l'inflammation intense qui les a produits sont la conséquence d'une inflammation d'abord légère primitivement localisée sur le col, qui s'est propagée de proche en proche jusqu'au corps de l'organe gestateur lui-même normalement congestionné à l'état gravide, par les secousses si violentes et si souvent répétées que produisent les efforts de vomissements. Que toutes les métrites qui se produisent pendant la grossesse, quand il y a des vomissements incoercibles, ne viennent pas de là, je suis le premier à le croire, mais rien non plus n'empêche d'admettre qu'un certain nombre d'entre elles pourrait n'avoir pas d'autres causes. Eh bien ! dans le premier cas, les cautérisations, enrayant l'inflammation localisée sur le col, rendraient sa migration impossible ; dans le second, elles l'empêcheraient de se développer en faisant disparaître à temps les vomissements, cause de son développement.

Quoi qu'il en soit de ces hypothèses, je ne les crois pas entièrement dénuées de fondement, mais je ne veux pas non plus leur accorder plus d'importance qu'il ne convient ici, attendu qu'elles n'ont rapport qu'à des faits de beaucoup les plus rares. Tout le monde sait en effet que le plus souvent l'autopsie ne découvre aucune de ces lésions de l'utérus. Souvent même on n'en découvre d'aucune sorte; cela ne veut pas dire qu'il n'y en ait pas, seulement celles qu'il pourrait y avoir échappent à nos moyens d'investigations. Néanmoins, et sans faire abstraction complète de ces cas où aucune lésion locale n'est perçue, je suis porté à croire que dans l'immense majorité des circonstances, les vomissements incoercibles de la grossesse sont sous la dépendance d'une affection localisée sur le col utérin. Poursuivant cette idée, je pense encore, qu'alors même qu'aucune trace de lésion appréciable ne serait découverte, il serait possible de trouver là encore la cause des accidents, si l'examen de la malade n'en montrait aucune autre. Dans ces cas, je tenterai la cautérisation du col sain, dans l'espoir de modifier sa sensibilité et, par suite, d'amener la cessation des accidents, occasionnés alors par une action réflexe du col de l'utérus sur l'estomac, sans lésion appréciable de nutrition. Je ne puis dire que je réussirai à coup sûr, mais c'est une tentative que je ferais, si je me trouvais en présence d'un de ces faits où la marche à suivre n'est nullement tracée (1).

D'ailleurs, l'usage des cautérisations pratiquées sur le col sain, en vue de combattre les vomissements opiniâtres de la grossesse, m'est suggéré par ce fait analogue que j'ai eu occasion de combattre plusieurs fois, savoir : que les vomissements rebelles chez certaines femmes chloro-anémiques ou hystériques ont cédé aux cautérisations, alors même que le col utérin ne présentait que peu ou point de lésion appréciable, cela dans l'état de vacuité. Je me propose de publier plus tard, quand ils seront plus nombreux, les faits qui ont rapport à ce point de clinique gynécologique, mais je ne puis me dispenser d'en citer, en passant, deux observations succinctes, afin d'attirer, dès aujourd'hui, l'attention sur les conséquences heureuses qu'il pourrait offrir. Voici ces deux faits :

1° La femme Mel..., âgée de vingt-quatre ans, chloro-anémique très prononcée, vomissait trois ou quatre fois par jour, toutes les fois et aussitôt que l'estomac avait reçu quelque aliment. Cette jeune femme qui venait de faire une maladie fort grave et fort longue, dont les symptômes principaux étaient adynamiques (je ne l'ai vue qu'en passant et à la fin de cette maladie qu'elle fit ailleurs qu'ici), éprouvait une convalescence qui menaçait de n'avoir plus de fin, l'estomac se refusant à toute digestion.

Le 23 février 1867, le col présentant un engorgement de ses deux lèvres, avec très légère érosion circulaire autour de l'ouverture externe sans pénétration dans la cavité cervicale, je cautérisai avec l'acide azotique. A partir de ce moment, il n'y eut plus de vomissements. Je pratiquai encore deux autres cautérisations semblables par précaution contre les récidives, et la malade, grâce à un régime réparateur qui fut parfaitement supporté, reprit sa santé ordinaire.

2° La femme G..., boulanger à Mortagne, âgée de vingt-neuf ans,

(1) L'observation du docteur Brard, que je reproduis à la fin de ce mémoire, vient pleinement consacrer cette vue théorique formulée *a priori*.

d'un tempérament sanguin, d'une robuste santé ordinaire, souffre depuis six mois de violentes douleurs vers l'hypogastre et la région sacrée. Soignée depuis ce temps par un confrère, elle n'avait éprouvé aucun soulagement. Lorsque je la vois pour la première fois, le 9 avril 1867, son état a empiré considérablement, dit elle. Elle éprouve des douleurs très aigues dans tout l'abdomen, ces douleurs s'exacerbant sous forme de crises tellement fortes que tout le voisinage entend ses cris. Anorexie complète, cependant nulle autre réaction générale, vomissements de dix à quinze par jour, aucun aliment même liquide n'est conservé. L'examen du col utérin me le montre tuméfié, rouge plus que d'ordinaire jusque dans sa cavité, traces évidentes d'inflammation. J'applique huit sangsues sur le col qui saigne abondamment et je fais prendre une potion éthérée. L'état se continue le même jusqu'au 16, malgré divers antispasmodiques, lavements laudanisés, etc.

Le 16, les traces d'inflammation ayant disparu, je pratique une cautérisation au fer rouge.

17. — Il n'y a eu que deux vomissements depuis la veille; les douleurs qui sont sensiblement calmées, se sont cependant reproduites hier avec intensité; le bouillon et même le chocolat ont été conservés.

18. — Plus de vomissements, l'appétit renaît et l'estomac supporte les aliments solides.

Après trois cautérisations, guérison complète en huit jours.

Ces deux femmes n'étaient pas enceintes.

Dans la première de ces deux observations les lésions de nutrition étaient si peu développées, la première cautérisation a été suivie d'un résultat si immédiat, que j'ai dû me demander si ce résultat obtenu n'était pas attribuable à un changement opéré dans la sensibilité du col, plutôt qu'à une modification de la lésion qu'il présentait. S'il en était ainsi, il serait permis de penser, comme je l'annonçais plus haut, que la cautérisation du col sain pourrait amener la cessation des vomissements rebelles. Il serait encore logique de conclure que les moyens thérapeutiques qui réussissent dans les cas ordinaires contre les troubles de l'innervation ou de la nutrition seraient aussi applicables dans l'état de gestation, si la crainte de se heurter contre une susceptibilité de l'utérus particulière à l'état gravide et de provoquer par suite l'avortement, ne devait retenir le praticien dans l'emploi de ces moyens. Mes quatre observations montrent, les deux dernières surtout, que ces craintes ne seraient plus fondées suffisamment (1).

Aussi l'expérience acquise dissipant les appréhensions qui avaient jusqu'à ce jour fait repousser toute action portant directement sur le col de l'utérus dans la grossesse, si les indications de l'état pathologique venaient à changer, je les suivrais dans leurs variations, pourvu, bien entendu, que les jours de la malade me parussent en péril. Ainsi, non seulement j'userais des cautéristions même les plus énergiques parcequ'elles ont toutes chances d'agir favorablement contre ces lésions du col qui revêtent le plus souvent une forme chronique, forme qu'explique et sa position déclive et sa structure spongieuse et plus vasculaire que le reste de l'organe gestateur en raison de ses attaches avec le vagin, mais dans les cas qui devront être relativement très rares, où ces lésions prendraient une marche plus aiguë, où il y aurait inflammation du col ou de

(1) Le professeur Courty (*Traités des maladies de l'utérus*, p. 254 et suiv.) recommande de cautériser, même au fer rouge, pendant la grossesse. comme dans l'état de vacuité. Si j'avais eu connaissance de ce précédent, il aurait bien diminué mes appréhensions. Mais l'admirable ouvrage de mon éminent maitre n'a paru qu'en 1866, je ne me le suis procuré qu'en 1867, et la date des faits que je produis et dont les sujets sont encore tous vivants, atteste que je ne pouvais avoir connaissance du précepte qu'il formule. D'ailleurs, il ne s'agit nullement d'appliquer cette cautérisation contre les vomissements incoercibles de la grossesse dans l'ouvrage du professeur de Montpellier.

J'ai trouvé également dans le *Testament médical* de Hamon de Fresnay, un fait de cautérisation du col utérin par l'acide azotique pendant la grossesse. Cet autre fait, dont je n'ai eu connaissance que depuis que mon mémoire est écrit, n'a traït lui aussi qu'au traitement simple des lésions du col, sans qu'il soit aucunement question des vomissements incoercibles.

sa cavité, avec cette turgescence particulière que l'on observe dans les inflammations franches; dans ces cas, j'attaquerais cette hyperhémie par les moyens les plus propres à la combattre, j'appliquerai quelques sangsues sur le col. Une précaution importante serait à prendre afin que les annélides n'allassent pas s'appliquer à travers l'orifice externe entré ouvert quelquefois jusque sur l'orifice interne. L'œil du chirurgien ne devrait pas perdre de vue l'ouverture du col jusqu'à ce que les sangsues fussent toutes prises. Je vois bien tonte la répugnance que soulèvera cette façon d'agir, et je n'espère pas par mes simples vues théoriques entraîner les praticiens à tenter l'expérience (1). Cependant, si un cas

(1) Depuis que ces lignes sont écrites, j'ai pu observer le fait suivant : Toute incomplète qu'on soit l'observation au point de vue des vomissements incoercibles, il vient prêter un puissant appui à cette idée du peu de susceptibilité du col utérin dans la grossesse :

La femme Garl..., de Floirac, âgée de vingt-trois ans, de tempérament lymphatique, chlorotique depuis quelques mois, a eu un premier enfant âgé aujourd'hui de deux ans. Dans sa première grossesse, elle a constamment vomi, et, depuis ses couches, elle a souffert d'une anteversion. Elle me fait appeler le 14 décembre se plaignant de douleurs vives à l'hypogastre ; depuis trois semaines, elle vomit trois fois par jour. Les règles n'ont pas paru depuis deux mois et demi. Le toucher fait reconnaître l'anteversion signalée ; le col est dur et sensible, l'utérus est doublé de volume. L'examen au speculum, dont l'introduction est très pénible, montre une légère ulcération autour de l'orifice externe accompagnant une rougeur prononcée de la cavité avec suintement de liquide muqueux d'aspect vitré. — Légère cautérisation au perchlorure de fer. Le 18, la femme est dans le même état, les vomissements ont continué. Je fais l'application de quatre sangsues, que j'avais annoncée à mon premier examen. Le 23, il y a amélioration ; douleurs sensiblement diminuées, un seul vomissement par jour. Cautérisation des surfaces ulcérées avec l'acide azotique ; cette cautérisation est imparfaitement pratiquée en raison de la difficulté que j'éprouve à manœuvrer le speculum, le constricteur vaginal se montrant d'une excessive sensibilité. — 28. L'état est le même que dès le début, moins bon que le 23 : vomissements deux ou trois fois par jour, anorexie, les douleurs de l'hypogastre ont repris de leur intensité première, mais il n'est rien survenu de fâcheux de l'application de sangsues. Malgré toutes les précautions, il m'est impossible aujourd'hui d'introduire le speculum au-delà de l'anneau vulvaire, je dois renoncer aux cautérisations que je me proposais de faire plus actives.

15 février 68. — La grossesse se continue, malgré les vomissements et l'anémie qu'ils occasionnent.

semblable se présentait, que risquerait-on de tenter ce moyen, quand on sait que toute thérapeutique est impuissante à faire cesser des accidents qui doivent amener une issue fatale. Tout au plus aurait-on à craindre de provoquer l'avortement, mais c'est là précisément ce que conseillent le plus grand nombre et les plus autorisés de nos maîtres ; beaucoup même recommandent avec instance de ne pas trop le différer. Eh bien ! je dois le dire, je redouterai peu cet accident par cette première raison que s'il arrivait, je n'aurais obtenu que ce qui est conseillé en pareille occurence, mais surtout parceque j'ai la pensée qu'il ne se produirait d'accidents d'aucune sorte, en considérant la tolérance de l'utérus pour les violences extérieures.

L'observation de ce qui se passe tous les jours sous mes yeux ne semble-t-elle pas venir confirmer ce défaut de susceptibilité exagérée de la part du col et de l'organe gestateur? Sans parler ici des émotions morales, profondes ou subites, qui sont si souvent causes d'avortement, soit qu'elles provoquent une suspension brusque de la circulation, soit plutôt qu'elles produisent une commotion nerveuse capable de causer la mort du produit de la conception, ou que leur mode d'action échappe à toute explication satisfaisante, ne voyons-nous pas souvent l'utérus se montrer insensible aux violences les plus grandes et quelquefois les plus directes. D'un autre côté, si l'on considère l'influence que peut avoir sur le fœtus la santé des parents, ne serait-on pas naturellement porté à décharger d'autant l'utérus de ces cas d'avortement imputés à sa susceptibilité exagérée pour les violences extérieures. D'où vient encore que des femmes, se trouvant dans des conditions en apparence identiques de tempérament, d'habitudes et de toutes les circonstances de la vie, poursuivent inégalement le temps de leur grossesse, les unes ne pouvant atteindre leur terme malgré les plus minutieuses précautions, les autres y arrivant malgré les plus étranges imprudences ou les plus criminelles manœuvres. Evidemment l'explication de ces divergences, quand elle peut être donnée, doit être cherchée ailleurs que dans le plus ou moins de tolérance de la matrice pour les actions extérieures. Les degrés de cette tolérance même s'expliqueront bien plus facilement par un état physiologique différent de l'organe gestateur, pathologique dans un cas, normal dans l'autre.

Pour me résumer, je conclurai ainsi : La tolérance du col utérin pendant la grossesse me paraissant acquise aux moyens chirurgicaux que je propose, j'userai de ces moyens pendant l'état gravide comme dans l'état de vacuité, toutes les fois que la gravité de la situation me paraîtra l'exiger et sans négliger aucune des précautions que commande la position des malades.

Entre autres ménagements à prendre, j'observerai celui-ci d'une grande importance, d'éviter que le caustique, quel qu'il soit, ne porte sur l'orifice interne. Aujourd'hui même, que j'ai obtenu de si rapides et si heureux résultats de leur usage, je n'attendrai pas que l'impuissance de la thérapeutique ordinaire me soit de nouveau démontrée. Dès le début des accidents graves, des vomissements assez opiniâtres pour troubler la nutrition, je tenterai par la cautérisation de guérir les malades qui auront recours à moi, avant que de longues souffrances n'aient amené chez elles l'anémie et toutes ses conséquences. Si l'état comportait plus de gravité et que l'état inflammatoire du col ou du corps de l'utérus parût l'exiger, je ferai préalablement une ou plusieurs applications de sangsues, afin de dégager la position de l'hypérémie qui serait une contre-indication aux cautérisations.

Observation du docteur Brard père, de Jonzac. — *Juillet* 1868. — « Madame B..., âgée de 23 ans, est d'un tempérament lymphatique et a éprouvé quelques accidents chlorotiques à la puberté.

Néanmoins sa constitution est bonne et elle jouit habituellement d'une excellente santé. Mariée le 3 mai dernier, ses règles, qui devaient venir le 7 juillet, ont manqué. Le 13, cinq jours après, sont survenus des vomissements d'abord d'aliments, puis de glaires et de bile, puis enfin de toute substance ingérée. Pendant douze jours la famille de la malade pensant, avec toute vraisemblance, que ces vomissements tenaient à un commencement de grossesse, a attendu patiemment que le temps en fît justice. Mais voyant qu'au lieu de diminuer ils augmentaient sans cesse et que l'estomac, absolument vide, n'en était pas moins dans un état de contraction à peu près continuel, on se décida enfin à réclamer mon avis le 24. Je prescrivis d'abord la potion de Rivière, puis enfin l'infusion de colombo, le tout sans autre résultat qu'une très légère diminution dans les spasmes de l'estomac.

Le 27 je fis ma première visite à la malade que je trouvai dans son lit, très faible, ayant le pouls petit, fréquent et accusant un sentiment d'angoisse vers le centre épigastrique où, dès la veille, j'avais fait inutilement appliquer un vésicatoire. Depuis trois jours toute alimentation avait été suspendue et la malade n'avait avalé que quelques gorgées d'eau de fontaine aussi froide que le permettait la haute température qui régnait à cette époque (28 à 30° centigrades). L'eau elle-même était rejetée et les efforts des vomissements duraient souvent pendant vingt minutes.

Séance tenante, je fis une première cautérisation au nitrate d'argent *larga manu*; j'introduisis le crayon dans le museau de tanche que je badigeonnai lui-même complètement. En même temps nous parvenions à nous procurer, non sans difficulté, de la glace que l'on ne trouve pas encore dans nos pharmacies, et la malade put en prendre dans l'après-midi par petits fragments, avec grand plaisir et soulagement évident. Néanmoins plusieurs vomissements eurent encore lieu dans la journée et dans la nuit, mais à des intervalles plus éloignés.

Le lendemain 27, je faisais ma seconde visite et je répétais ma cautérisation de la veille. A dater de ce moment et sans autre auxiliaire que la glace, qui a été continuée pendant quatre jours, nous n'avons plus eu que deux vomissements.

Dès le 29 quelques cuillerées de bouillon froid ont pu être gardées, et six jours après la malade mangeait des aliments solides sans être incommodée.

Deux cautérisations et l'usage de la glace ont donc suffi pour arrêter en deux jours des vomissements qui duraient depuis deux semaines et qui avaient résisté à tout autre traitement. Un léger écoulement séro-sanguinolent a succédé à ces deux cautérisations, qui n'ont déterminé d'ailleurs aucune douleur. Seulement, quatre à cinq jours après la dernière, une légère perte de sang étant survenue, la malade a repris le lit pour un jour, et, depuis, aucun autre accident n'étant survenu, tout nous autorise à espérer que la grossesse suivra son cours naturel.

Voilà donc encore un fait à ajouter à ceux que nous a communiqués notre honorable confrère Mauny en faveur de la cautérisation du col utérin contre les vomissements incoercibles. Ici la cautérisation potentielle a suffi, mais si elle échouait désormais, en pareille occurrence, je n'hésiterais pas, à l'exemple de notre confrère, à recourir au fer rouge, bien convaincu de l'efficacité du remède et de son innocuité. »

Jonzac, le 30 août 1868.

Signé : BRARD, D.-M.

Saintes, imp. AMAUDRY.

www.ingramcontent.com/pod-product-compliance
Lightning Source LLC
LaVergne TN
LVHW052021160826
845678LV00003B/1145